RAPPORT

sur

LE MOUVEMENT DES MALADES

QUI ONT PRIS LES BAINS DE CHAUDESAIGUES EN 1848.

RAPPORT

SUR

LE MOUVEMENT DES MALADES

QUI ONT PRIS

LES BAINS DE CHAUDESAIGUES EN 1848,

PAR

Guillaume BRÉMONT,

Docteur-Médecin à Chaudesaigues, département du Cantal.

SAINT-FLOUR,

DE L'IMPRIMERIE DE [illegible]. VIALLEFONT, LIBRAIRE.

—

1849.

RAPPORT

sur

LE MOUVEMENT DES MALADES

Qui ont pris les bains de Chaudesaigues en 1848.

L'analyse chimique des eaux thermales laisse peu à désirer, mais elle rend généralement peu compte de tous les effets thérapeutiques qu'elles produisent. Celles de Chaudesaigues, en particulier, sont peu minéralisées et c'est pour cela, sans doute, qu'elles ne nuisent presque jamais et qu'elles sont utiles dans un plus grand nombre de maladies. Leur action est lente, douce, graduellement pénétrante; elles laissent à la nature tout son concours pour activer les sécrétions, provoquer des crises et modifier les humeurs. Il est reconnu que les eaux minérales naturelles sont de beaucoup préférables aux artificielles; on doit, sans doute, nuire aux premières et les rapprocher des secondes, lorsque, trop actives, on est obligé de les couper avec du lait, un sirop, de l'eau de poulet, etc.; à Chaudesaigues nous n'avons pas cet inconvénient.

Les guérisons sont si miraculeuses aux sources minérales que leur action a bien encore quelques mystères que le temps et l'étude dévoileront probablement plus tard. Il faut se résoudre pour le moment à demander à une observation longue, patiente, attentive, ce qu'elles renferment d'utile aux malades. L'expérience crie bien haut qu'une infinité de maladies chroniques des plus rebelles n'ont, pour ainsi dire, pas d'autre traitement; elles résistent à tout, excepté à l'usage des eaux bien dirigé, et bien qu'elles soient en général nuisibles aux maladies aiguës, chose surprenante et qui paraît presque contradictoire, c'est en faisant passer les maladies chroniques par cet état qu'elles guérissent le plus souvent, ce qui donne la clef de deux phénomènes, qui étonnent tant les malades, le retour d'anciennes douleurs et une guérison qui ne se prononce quelquefois qu'après le départ.

Il est à regretter qu'on ne sache pas assez que l'air sec et chaud est d'un grand secours pour arriver au succès et que les baigneurs doivent être chaudement vêtus et s'abstenir d'habits d'été. Chaudesaigues, à cause de son climat, offre des avantages précieux.

La nécessité est une rude loi; on ne vient pas à Chaudesaigues pour s'amuser; aussi l'année 1848 ne nous a pas été défavorable comme ailleurs. Cent soixante-onze malades ont pris les bains dans l'établissement Clavières, cent cinquante-quatre chez Verdier et cent vingt-sept chez Abrial, en tout quatre cent cinquante-deux. Les névroses, les affections chroniques des membranes muqueuses, les rhumatismes, les tumeurs blanches ont été avec les maladies de la peau, ce qui s'est présenté le plus communément cette année. Notre cadre devant être nécessairement restreint, nous serons aussi court que possible dans l'exposé des observations qui vont suivre, et que nous donnons du reste comme elles se sont présentées, sans ordre nosographique et sans prétention, étant mu uniquement par un devoir envers le pays et l'humanité.

1re Observation. — Jeanne C......., de Coren, près Saint-Flour (Cantal), âgée de 59 ans, mère de plusieurs enfants, d'une constitution sanguine, autrefois très-robuste, maintenant un peu délabrée, arrive à Chaudesaigues en 1847 dans un char sur des matelas; elle raconte qu'elle ne quitte guère le lit depuis huit mois, qu'elle est toujours en nage et obligée de changer de linge cinq à six fois par jour; la respiration est gênée, haletante au moindre mouvement, cependant on l'entend dans toute l'étendue des poumons; la poitrine est sans matité, excepté vers la région du cœur où le son disparait beaucoup et où l'on entend des battements plus étendus que de coutume. La malade éprouve souvent des palpitations et nous assure avoir été soulagée, il y a trois ans, d'une affection du cœur; le décubitus sur le côté gauche ne peut être gardé longtemps. Défaut d'appétit, digestions pénibles, anxiété épigastrique, continuel sentiment de défaillance s'irradiant de ce point, amaigrissement, pâleur, quelques intermittences éloignées dans le pouls du reste naturel, pas de sommeil, désespoir dans le moral. Suivant nous, cette bizarre maladie est une gastrodynie compliquant une légère hypertrophie du cœur. — Traitement : bain tempéré d'une heure par jour, un bouillon pendant le bain, trois tasses le matin d'eau thermale en trois prises avec addition d'une cuillerée de sirop de la bellonye et cinq gouttes d'eau de laurier-cerise. Après cinq semaines, elle part dans un état satisfaisant. Elle revient en 1848, elle est peu souffrante, la marche forcée seule donne un peu d'oppression et quelques palpitations. Il reste seulement quelques douleurs vagues : même traitement pendant seulement quinze jours. La malade nous quitte en se félicitant de sa guérison.

2e Observation. — Glaudine L......, de Coren, (Cantal), se rend à Chaudesaigues chez Clavières, le 9 juillet 1848, âgée de 20 ans, tempérament sanguin, constitution bonne, elle est sujette depuis trois ans à des douleurs rhumatismales aux jambes tellement vives, que, parfois, elle ne peut marcher; on observe, du reste, ni gonflement, ni rougeur. — Traitement : douches, bains, étuves sèches, une heure de ces remèdes par jour, eau thermale en boisson. Ces bains déterminent chez elle le phénomène de la poussée; elle part le 25 du même mois complètement débarrassée.

3e OBSERVATION. — Jean R....., de Blesle (Haute-Loire), tempérament sanguin, constitution forte, n'ayant jamais été malade, atteint d'un rhumatisme goutteux depuis le 20 mars 1847, à la suite de froid passé avec exposition à l'humidité, arrive chez Abrial, le 27 juin 1848. Il se plaint de douleurs avec raideur dans toutes les articulations, dans toutes il y a même un léger gonflement, celles dont l'enflure est la plus saillante sont celles du poignet; il lui est impossible de travailler, il se porte d'ailleurs assez bien. — Traitement : douches, étuves sèches pendant une heure tous les matins, eau thermale en boisson. Il nous quitte le 13 juillet en voie de guérison complète. Les douleurs qui restent sont à peine sensibles, les diverses fluxions qui les accompagnaient ont disparu, la souplesse dans les articulations est revenue, les chaleurs d'été finiront une cure que nos bains ont si bien commencée, le malade a beaucoup sué, toute sa peau est recouverte d'une éruption d'urticaire.

4e OBSERVATION. — Louise R......, de Saint-Illide, près Aurillac (Cantal), tempérament bilieux, sanguin, constitution bonne, âgée de 28 ans, bien réglée, n'ayant jamais été malade, atteinte de douleurs rhumatismales depuis 4 ans, arrive à Chaudesaigues, chez Verdier, dans l'état suivant : douleurs vives aux articulations du pied et du genou; elle ne peut remuer ces parties qu'avec un surcroît de souffrance, douleurs ambulantes et sans fluxion dans toutes les parties du corps; toutes les fonctions organiques sont d'ailleurs régulières. — Traitement : douches, bains, étuves sèches, eau chaude en boisson, arrivée le 5 juillet, elle nous quitte le 20, après avoir beaucoup sué; toutes les douleurs ont disparu.

5e OBSERVATION. — Jeanne T......., de Verdon, près Murat (Cantal), tempérament sanguin, constitution bonne, mariée et âgée de 40 ans, n'étant plus réglée, atteinte depuis 4 ans d'un rhumatisme nerveux général, ayant déjà fait beaucoup de remèdes sans en être soulagée, si ce n'est par nos bains où elle vint pour la première fois l'an dernier, et où elle laissa les potences chez Clavières, arrive cette année-ci dans l'état suivant : douleur dans tout le trajet du sciatique gauche et de l'épine dorsale, douleur encore autour de l'articulation coxo-fémorale droite et du genou, santé en apparence bonne. — Traitement : douches, bains, étuves sèches, eau thermale en boisson ; arrivée le 8 juillet, elle part le 20 ; il ne lui reste plus qu'une bien légère douleur au talon gauche.

6e Observation. — Magdeleine V....., de Lacalm (Aveyron), âgée de 48 ans, mariée, tempérament nerveux, constitution moyenne, déjà guérie une première fois par nos bains, atteinte depuis 3 ans d'un rhumatisme général, revient chez Verdier, le 11 juillet, avec un rhumatisme articulaire venant de passer à l'état chronique et remontant à 4 mois de date, après des douleurs assez vives pour donner la fièvre, il en reste encore dans tous les articles d'assez fortes pour gêner les mouvements et empêcher d'agir ; un gonflement strumeux accompagne la douleur, les extrémités inférieures sont œdématiées ; elle porte avec peine un bras à la tête, mais il lui est impossible d'y apporter l'autre ; les poignets et les doigts sont tellement raides qu'elle ne peut pas s'en servir ; les douleurs se font sentir dans toutes les parties du corps, l'inspiration seule suffit quelquefois pour les augmenter ; à la place de la fièvre on rencontre quelques signes de gastrite, langue rouge, sèche, point d'appétit, mauvaise bouche, selles dures et rares. La malade a maigri, teint pâle, figure terreuse. — Traitement : un quart d'heure de douche et trois quarts d'heure d'étuve sèche que la malade supporte très-bien ; tous les matins, eau thermale pour boisson. Le 26, jour de départ, les douleurs ont disparu, l'appétit et les forces commencent à revenir, la malade mange et dort, tout en elle annonce une convalescence parfaite.

7e Observation. — B......., de Laguiole (Aveyron), âgé de 51 ans, tempérament bilieux, sanguin, constitution moyenne, était guéri, depuis 3 ans, d'une sciatique qu'il avait gardée tout autant de temps ; quand de nouvelles imprudences de sa part, la transition subite du chaud au froid, lui renouvelèrent ses douleurs. Il revint, cette année, le 11 juillet, chez Abrial où il était guéri la première fois. Il sent de nouveau, dit-il, depuis la sortie de l'hiver, une douleur sur toute la partie postérieure de la cuisse droite; elle s'étend depuis l'échancrure sciatique jusqu'à l'extrémité des orteils; elle est aggravée par le mouvement, mais elle n'est jamais assez vive pour l'empêcher de marcher comme la première fois. — Traitement : douches, bains, étuves, eau chaude en boisson; le 13, les douleurs ont augmenté, elles ne tardent pas à céder; le membre devient souple et léger de jour en jour; le malade part le 26 juillet dans un état satisfaisant.

8e Observation. — Marie D......, de Buffières, commune de Lacalm (Aveyron), âgée de 25 ans, tempérament sanguin, constitution bonne, malade pour la première fois, éprouvant tout au plus une diminution des menstrues, depuis quelque temps, se trouve tout à coup atteinte d'une affection dartreuse qui lui gagne les mains, les poignets et les avant-bras. C'est la dartre furfuracée, arrondie de Pinel; elle en est infectée depuis six mois; elle éprouve de fortes démangeaisons sur les parties malades, où l'on voit des rougeurs, des fissures; l'épiderme enlevé dans certains points semble laisser le derme à nu, des plaques circulaires et arrondies, à bord rude et plus élevé que le centre, juxtaposées les unes aux autres, forment une large surface qui recouvre les parties ci-dessus désignées; elle se porte d'ailleurs assez bien. Arrivée chez Abrial le 12 juillet, elle en part le 28, après avoir pris un bain tempéré d'une heure par jour et bu de l'eau thermale coupée avec du lait; deux saignées et un régime doux ont été employés pendant tout ce temps comme moyen auxiliaire. Seize jours de ce traitement ont suffi pour la débarrasser de sa maladie qui ne laisse à son départ d'autres traces de son existence sur la partie que la couleur de toutes les cicatrices tendres.

9e Observation. — Le capitaine B......, de Saint-Flour (Cantal), âgé de 50 ans, tempérament bilioso-sanguin, constitution bonne, beau sang et bel homme, se rend chez Clavières, le 11 juillet, autant à titre de reconnaissance que pour le besoin actuel, ayant été guéri l'an d'auparavant d'une sciatique qui avait résisté à beaucoup de remèdes et à d'autres bains thermaux. Il éprouve pourtant encore une petite douleur sur la partie inférieure des reins, et surtout quand il se courbe. Il nous quitte, après avoir beaucoup sué, complètement guéri quelques jours après son arrivée.

10e Observation. — Louis G......, du faubourg de Saint-Flour (Cantal), tempérament bilieux, constitution bonne, fut atteint, il y a trois ans, d'une attaque d'apoplexie qui lui paralysa la langue, les bras et les jambes. Après un traitement méthodique, la parole lui revint au bout de neuf mois; six mois après il commença à marcher et à remuer les bras, mais il était tellement faible qu'il ne faisait que se traîner; les bains de Bagnols le soulagèrent alors. Il vient cette année chez Abrial à la fin juin, la parole embarrassée, il ne peut prononcer tous les monosyllabes, il se traîne avec deux bâtons et encore il ne peut le faire que sur des endroits plats; les bras et les mains sont engourdis et presque sans force, appétit assez bon, santé en apparence assez bonne aussi. — Traitement : douches d'une heure par jour, exercice modéré dans la journée; il quitte Chaudesaigues le 15 avec une amélioration sensible. Il revient le 15 août même année l'amélioration; s'est soutenue; il reprend la douche et, après quinze jours de traitement, il nous quitte pour la seconde fois dans un état on ne peut plus satisfaisant. Il parle très-bien et sans difficulté, il ne se sert plus des bâtons, tout au plus en prend-il un dans les endroits escarpés; sur les endroits plats, il marche aussi bien que le premier venu sans potences ni béquilles.

11e Observation. — Jean-Pierre P...., de St-Urcize (Cantal), agé de 55 ans, tempérament bilieux, constitution bonne, atteint, depuis neuf mois, d'une éruption dartreuse, se rend chez Abrial, le 13 juillet; les deux bras et les deux jambes sont recouverts d'une dartre squammeuse humide, la peau de ces parties exhale presque continuellement une humeur ichoreuse qui ressemble à des gouttes de rosée, elle est rouge et le siége d'une grande démangeaison, elle semble dépouillée de son épiderme, santé d'ailleurs assez bonne. — Traitement : bain tempéré d'une heure par jour, eau thermale coupée avec du lait, saignée le huitième jour, régime doux. Il nous quitte le huit août les bras n'offrant plus aucune trace de la dartre, la peau des jambes encore rouge et tendre, mais ne donnant plus de matière ichoreuse ; le régime et le repos à eux seuls consolideront la cure.

12e Observation. — Marie-Jeanne G...., de Montgras, commune de Nasbinal (Lozère), âgée de 16 ans, tempérament lymphatico-sanguin, constitution bonne, sujette à des douleurs rhumatismales depuis six ans, se rend chez Verdier, le 11 juillet, réglée depuis peu. Elle se plaint de douleurs très-vives aux articulations du genou, au bras droit, point d'enflure, marche pénible, par moment interceptée, toutes les autres fonctions se font d'ailleurs assez bien. — Traitement : douches, bains, étuves sèches, eau chaude en boisson ; à la fin du mois toutes les douleurs ont cédé, la marche est devenue aisée et facile, et la malade nous quitte dans un état pleinement satisfaisant.

13e Observation. — Antoine S....., de Saint-Hippolyte (Cantal), âgé de 68 ans, tempérament bilieux, constitution bonne, atteint depuis quatre ans de douleurs rhumatismales, pour lesquelles nos bains avaient fait grand bien il y a un an, revient cette année le 13 juillet chez Clavières, il se plaint de douleurs sur tout le côté droit, suites d'expositions fréquentes à la pluie et aux orages, le bras et la jambe droite lui font mal, il est d'une famille sujette aux affections rhumatismales ; il est obligé de se servir de potences, toutes ses douleurs sont sans enflure, ni raideur dans les articulations malades ; il se porte d'ailleurs assez bien. — Traitement : douches, bains, étuves sèches, eau chaude en boisson ; la sueur est commune tous les matins, les douleurs diminuent de jour en jour ; le 25 le malade quitte les potences, il se promène avec un bâton, il ne souffre plus, il est guéri ; il part à la fin du mois, sans potences ni bâtons, dans un état complètement satisfaisant.

14e Observation. — Antoinette A.... , de Talizat (Cantal), âgée de 48 ans, tempérament lymphatique, constitution bonne, atteinte d'arthralgie depuis trois ans, se rend à Chaudesaigues, le 12 juillet. Elle se plaint de douleurs dans toutes les articulations, suite du contact trop fréquent des eaux froides, la marche est très-pénible, elle se porte d'ailleurs assez bien. — Traitement : douches chaudes, étuves sèches, eau thermale en boisson; le 24, les douleurs ont cédé, elle marche facilement, elle a beaucoup d'appétit; elle nous quitte le 26 dans un état pleinement satisfaisant, après avoir beaucoup sué.

15e Observation. — Baptiste O.... , âgé de 35 ans, tempérament sanguin, constitution bonne, atteint d'arthralgie depuis neuf mois par suite d'exposition réitérée à la pluie, natif de la commune d'Anterrieux (Cantal), se rend chez Abrial pour y prendre les bains; une douleur vive se fait sentir dans toutes ses articulations, mais particulièrement à celles du poignet ou des pieds, celles-ci sont raides sans enflure, le moindre mouvement, la plupart du temps impossible, rend les douleurs insupportables. — Traitement : douches, étuves sèches, eau thermale en boisson; arrivé le 10 juillet, il part à la fin du mois guéri et sans douleurs.

16e Observation. — R...... , vétéran à Saint-Flour (Cantal), âgé de 54 ans, tempérament sanguin, constitution bonne, sujet à un rhumatisme vague depuis dix ans et à une raideur des articulations avec engourdissement dans toute la jambe gauche depuis quatorze mois, par suite de fracture, se rend à Chaudesaigues le 4 juillet, dans l'état suivant : raideur dans toutes les articulations de la jambe gauche, le membre est engourdi, faible, la marche est lente et pénible, douleur aux épaules, santé d'ailleurs assez bonne. — Traitement : douches, bains, étuves sèches, eau thermale en boisson. Le 15, les douleurs ont disparu; le malade nous quitte guéri à la fin du mois.

17e Observation. — Antoinette R...... , d'Atesque (Aveyron), âgée de 29 ans, mal réglée, tempérament nerveux, constitution bonne, mais sèche, atteinte d'un rhumatisme à la suite de transpiration et de flux menstruel arrêté, se rend chez Abrial, le 10 juillet; elle se plaint de douleurs dans toutes les articulations des membres, elle porte avec beaucoup de peine et un surcroit de souffrances les bras à la tête ou derrière le tronc, la marche est pénible et douloureuse, le travail est impossible, santé d'ailleurs assez bonne. — Traitement : douches, bains, étuves sèches, eau thermale en boisson; la malade part six jours après nonobstant mon avis, elle est guérie de ses douleurs, après avoir été couverte d'une éruption miliaire suscitée par nos bains.

18e Observation. Antoine C...., de Chadelat, commune de Coren (Cantal), cultivateur, d'un tempérament bilioso-sanguin, constitution bonne, mais un peu délabrée par des maladies éprouvées en diverses circonstances, se rend, le 16 juillet, chez Clavières pour y prendre les eaux et les bains; il est atteint d'une gastro-entéralgie compliquée de pneumonie chronique, suite d'une fluxion de poitrine aiguë et d'une gastro-entérite aphteuse supportées l'hiver d'auparavant, tellement intenses qu'il ne doit sa vie qu'à la sagacité du docteur Brémont de Saint-Flour. Son teint a pâli, il a maigri, il est sans appétit, dégoûté, la bouche pateuse, le manger le fatigue et lui occasionne des coliques, toutes les fois qu'il a pris des aliments son ventre se tend, se ballonne, il a souvent la diarrhée, sans courage et sans force, il se sent faiblir de temps en temps, il ne peut plus se livrer à des occupations sérieuses, il éprouve en même temps des douleurs vagues dans diverses parties du corps, notamment aux articulations du genou et entre les épaules, il tousse de temps en temps, il crache, il est oppressé pour peu qu'il se remue, la respiration est obscure, embarrassée dans le point qui correspond à la douleur, râle sibilant dans les parties ambiantes et muqueux partout ailleurs où la respiration se fait assez bien, insomnie, inquiétudes sur sa propre position, depuis sa dernière fluxion de poitrine qui a été la troisième chez lui, les forces languissent comme l'appétit. — Traitement : douches et bains alternés, eau thermale coupée avec le sirop de gomme, pour boisson. Le malade nous quitte à la fin du mois dans une amélioration sensible, l'appétit l'a repris, les coliques ont disparu, le ballonnement du ventre et la toux ont cédé, il mange, il dort, ses forces reviennent; deux mois après, je le revois complètement guéri.

19e Observation. — V....., huissier à Rodez (Aveyron), tempérament bilioso-sanguin, constitution forte, âgé de 46 ans, éprouve depuis cinq à six mois un malaise général, tout dégoûté, sans force, ne dormant presque plus et ne prenant depuis quelques jours que de l'eau sucrée, se rend chez Verdier, atteint d'une gastrodynie saburrale, il a maigri, il a les membres brisés, il est sans force, sans appétit, sentiment de plénitude, bouche mauvaise, langue muqueuse, pourtour des yeux jaunâtre, sensibilité exaltée. — Traitement : bain tempéré tous les jours, eau de Sainte-Marie pour boisson, purgatif tous les quatre jours. Il nous quitte quinze jours après, complètement guéri.

20e Observation. — Auguste J........., de Brioude, âgé de six ans, appartenant à une famille robuste et saine, n'en est pas moins sous l'influence d'un vice lymphatique constitutionnel et d'une affection rachitique; il a les deux tibias ramollis et les jambes tordues. Pour éviter une plus forte déviation ou pour guérir celle existant déjà, on lui a donné une chaussure mécanique; il est sans force et se fait toujours porter; il a le ventre un peu tendu, ballonné, les glandes du mésentère engorgées, il mange beaucoup, il est pourtant bien maigre, il est pâle et languissant. C'est dans cet état qu'on l'apporte chez Verdier en 1847. — Traitement : douches, bains tempérés pendant un mois, eau de Sainte-Marie pour boisson; au bout de ce temps l'enfant est plus gai, il cherche beaucoup plus à s'agiter, il commence à marcher, on connaît qu'il est plus fort, sa physionomie gagne aussi, il semble moins chetif, sans autre médication le mieux se soutient et se fortifie pendant tout le cours de l'année; il revient encore cette année chez Verdier, le 10 juillet, où je le rencontre pour la seconde fois; il n'est plus pâle et chétif comme l'an d'auparavant, le ventre est revenu sur lui-même, l'appétit est bon, il se nourrit bien, les digestions se font mieux, il est dans un état satisfaisant, les os ont pris de la consistance, ils sont un peu tordus, mais assez forts et résistants pour permettre à l'enfant de marcher sans chaussure mécanique; il l'a quittée depuis 5 mois. — Traitement : douches tempérées tous les jours, il la supporte très-bien, eau de Sainte-Marie pour boisson, il gagne de jour en jour de la force, il va de mieux en mieux, et part guéri le 30 juillet.

21e Observation. — Madame A......, de Currières (Aveyron), tempérament bilioso-sanguin, constitution bonne, guérie depuis 4 ans par nos bains d'un rhumatisme nerveux général, survenu à la suite de couches, avec impossibilité de remuer aucun membre tant elle souffrait; complètement perclue, obligée de garder le lit. Il y avait chez elle amaigrissement, inappétence, constitution délabrée; on était obligé de lui donner à boire et à manger le peu qu'elle prenait, de la tourner même dans son lit, tellement elle était impotente; la couche avait été sèche, elle avait passé froid à la même époque. De retour cette année chez Verdier, le 18 juillet, elle nous raconte qu'après avoir été soulagée par nos bains la première fois ses douleurs continuèrent de diminuer pendant tout le temps des chaleurs et sans autres précautions que celles de se tenir chaudement, ne pas faire d'imprudences; l'appétit lui revint peu à peu, elle reprit de l'embonpoint, les forces revinrent; elle entra dans l'hiver avec quelques douleurs vagues, légères; depuis lors elle s'est bien portée, a fait deux enfants, mais elle sent de temps en temps quelques étincelles de douleur, c'est pour cela qu'elle revient chez Verdier. Elle est si bien rétablie que je ne l'aurais pas reconnue, si elle ne m'eût décliné son nom. — Traitement : bains, étuves sèches, eau thermale en boisson, elle sue beaucoup tous les matins; dès le premier jour, elle ne sent plus de douleur; elle nous quitte quinze jours après parfaitement guérie.

22e Observation. — Antoine S......., d'Aurillac (Cantal), tempérament bilioso-sanguin, constitution bonne, âgé de 50 ans, sujet à un lombago depuis 20 ans, par suite de transpiration arrêtée, est atteint en même temps depuis 12 ans d'une hydropisie des gaines tendineuses qui environnent l'articulation du genou gauche. Il existe, autour de l'article malade, des tumeurs de diverse grosseur plus ou moins allongées, juxtaposées les unes aux autres, sans rougeur, ressemblant au méliceris. Elles donnent une douleur sourde, la marche en est gênée; depuis quelque temps S........ ne peut plus porter de fardeaux comme autrefois, il a d'ailleurs une bonne santé. Cet état de choses l'amène, le 16 juillet, chez Abrial pour y prendre les bains. — Traitement : douches, étuves sèches, parfois un bain, genouillère qui n'avait pas encore été ordonnée, eau thermale en boisson; il nous quitte le dernier du mois sans enflure et sans douleur aucune; il est guéri.

23e Observation. — J....., sœur carmélite, de Mandailles (Cantal), tempérament sanguin, constitution bonne, âgée de 51 ans, n'étant plus réglée, nous raconte, qu'il y a 4 ans, qu'elle fut guérie par nos bains, chez Verdier, de douleurs violentes qu'elle éprouvait aux reins, au ventre avec rétention d'urine, de douleurs à un côté et d'un grand mal de tête qui la forçait à se lever toutes les nuits ne pouvant supporter le lit; elle était alors probablement sous l'influence d'un rhumatisme nerveux compliqué de coliques néphrétiques; depuis lors, elle a eu une fois une névralgie faciale, à la suite de froids supportés en hiver, elle a été guérie par nos bains pris toujours chez Verdier. Une autre année, à la suite toujours des froids d'hiver, elle fut atteinte d'une gastrite chronique qu'elle laissa aussi chez Verdier, enfin elle revient cette année pour une douleur vague et légère qu'elle attribue encore aux froids passés l'hiver d'auparavant, elle a été longtemps sous l'influence d'une affection hystérique qui lui occasionnait des spasmes violents du côté de la poitrine, des espèces d'étouffements avec le sentiment de boule montant au cou, celle-ci a disparu insensiblement sous l'influence de nos bains ou de la saignée répétée de loin en loin; elle vient, me dit-elle, cette année-ci, autant par reconnaissance que par besoin, elle a pris même le parti de revenir tous les ans à nos thermes, tant elle s'en est toujours bien trouvée. — Traitement : bain tempéré d'une heure, un peu d'étuve sèche immédiatement après, eau thermale en boisson; tout le temps qu'elle reste au bain, elle ne sent plus aucune douleur; elle nous quitte quinze jours après dans la ferme persuasion qu'elle est guérie.

24e Observation. — A......, de Saint-Flour (Cantal), marchand de vin, âgé de 60 ans, tempérament lymphatico-bilieux, constitution forte, guéri depuis 18 ans par nos bains d'une sciatique très-intense qui empêchait la marche, revient chez Verdier, le 5 juillet ; il se plaint cette fois de douleurs vagues à la cuisse et à la jambe gauche, il a en même temps une grande faiblesse dans tous les membres, parfois il n'a qu'à tomber, il se porte d'ailleurs assez bien. — Traitement : douches, bains, étuves sèches, eau thermale en boisson. Il sue à mouiller tout son lit chaque matin, il va de mieux en mieux chaque jour ; il nous quitte le 20 dans un état satisfaisant, il ne souffre plus, il se sent plus fort.

25e Observation. — Madame X....., âgée de 27 ans, mariée fort jeune et sans enfants, tempérament nerveux, constitution moyenne, fut guérie l'an dernier par nos bains aidés du muriate d'or et de la tisane de salsepareille, après un traitement mercuriel, de pustules qu'elle appelait dartreuses, mais dont la nature était syphilitique. Des douleurs de même nature, qui avaient résisté à un traitement méthodique et raisonné, disparurent aussi ; elle est revenue cette année dans le même établissement chez Verdier, à titre de reconnaissance, ou pour diminuer un excès de sensibilité que la maladie lui avait laissé ; elle éprouve de l'insomnie, du malaise, les digestions sont pénibles, pour peu qu'elle s'écarte d'un régime doux. — Traitement : douches, bains, étuves sèches, eau thermale en boisson ; son état s'exaspérant et allant de mal en pis ; elle fut mise cinq jours, après avoir commencé ses remèdes, à l'usage des demi-bains tempérés de l'eau thermale, coupée avec du sucre et l'eau de fleur d'orange ; dans la journée, eau de Sainte-Marie pour boisson, sitôt la médication changée, tout rentre dans l'ordre, et enfin elle part le 22, dans un état complètement satisfaisant.

26e Observation. — Madame L...., de Currières (Aveyron), âgée de 55 ans, tempérament bilioso-nerveux, constitution bonne, atteinte d'une luxation spontanée depuis 20 ans à la cuisse gauche, fut guérie par nos bains, chez Verdier, de la raideur et de la douleur qu'elle amène ordinairement ; elle revient le 18 juillet de l'année suivante à titre de reconnaissance, ou parce qu'elle croit que cela est nécessaire pour consolider la cure. — Traitement : bains, étuves sèches; elle était venue sans douleur, elle nous quitte de même à la fin du mois.

27e OBSERVATION. — V......., de Lachamp, commune de Selles (Cantal), est âgé de 40 ans, sa constitution est forte et son tempérament sanguin, il est triste, rêveur, pensif, accablé d'ennui, il éprouve un sentiment de douleur et de constriction à l'épigastre, les selles sont régulières, il mange beaucoup et se croit atteint d'une maladie incurable. Il est ainsi hypocondriaque depuis deux ans. — Traitement : bain tempéré d'une heure par jour, eau de la Condamine pour boisson (c'est une eau ferrugineuse de la localité); le malade part au bout de quinze jours, bien décidé à reprendre son travail et ses anciennes habitudes. Son moral paraît relevé.

28e OBSERVATION. — Françoise G....., de Polignac, commune de Lavastrie (Cantal), âgée de 55 ans, tempérament sanguin, constitution en décrépitude, délabrée par les affections catarrhales de poitrine qui ont été très-communes chez elle, asthmatique, sujette à un rhume habituel qu'elle porte depuis cinq ans, fut guérie, il y a trois ans, par nos bains, de la douleur et de la raideur qu'occasionne habituellement la luxation spontanée qu'elle portait depuis un an à l'articulation coxo-fémorale gauche, elle revient cette année avec un rhumatisme ambulant qu'elle a depuis un an; elle tousse, elle crache souvent, elle a la respiration oppressée, sibilante, le moindre mouvement l'opprime davantage et la fait tousser, elle a toutes les nuits des accès d'asthme qui l'empêchent de se coucher, elle mange peu, elle dort peu, tous les organes, les poumons exceptés, paraissent sains. La malade est maigre, chétive et toute ridée. — Traitement : douches, étuves sèches, eau thermale, coupée avec du lait, pour boisson, elle n'a pas plutôt touché au remède que son état s'améliore de jour en jour, toutes les douleurs disparaissent, la toux diminue, l'oppression de poitrine disparaît progressivement, les accès d'asthme en font autant, l'appétit se dessine, le sommeil revient, la physionomie s'améliore ; enfin, elle nous quitte guérie le 30 juillet, après quinze jours de bains chez Abrial.

29e OBSERVATION. — Jean B......, cultivateur, de Vernières, commune de Talizat (Cantal), âgé de 62 ans, tempérament bilieux, constitution bonne, soulagé l'an d'auparavant par nos bains d'un rhumatisme général, dont il était atteint depuis 20 ans, revient cette année avec des douleurs aux poignets, aux coudes, aux jambes, parfois sur le tronc, il peut à peine agir, il se porte d'ailleurs assez bien. — Traitement : douches, bains tempérés, étuves sèches, eau thermale en boisson, laine sur la peau ; arrivé le 21 juillet chez Abrial, il en part contre mon avis dix jours après, en me disant qu'il est guéri.

30e OBSERVATION. — G........, vétéran à la 3e compagnie de Saint-Flour, tempérament bilioso-sanguin, constitution bonne, âgé de 53 ans, atteint depuis longues années d'une névralgie faciale avec rhumatisme général, fut guéri une première fois par les eaux de Baréges, soulagé une seconde par nos bains ; mais des imprudences ou son habitation dans des endroits humides et frais lui renouvelèrent toutes ses douleurs ; il revient, cette année, le 4 juillet, chez Verdier, 4 ans après sa première visite à Chaudesaigues ; toute la face lui fait du mal, les douleurs sont parfois vives, intolérables, les épaules, les reins, les bras et les jambes lui font mal aussi ; il nous quitte satisfait et guéri vingt jours après.

31e OBSERVATION. — M. F....., d'Aurillac (Cantal), âgé de 45 ans, tempérament sanguin, constitution bonne, guéri depuis 11 ans, par nos bains, d'un rhumatisme général, revient, cette année, le 24 juillet, chez Verdier, pour de faibles douleurs avec raideur des articulations, faiblesse des extrémités inférieures et des reins, faiblesse aussi dans la mémoire, suite d'un rhumatisme aigu, compliqué de cardite et d'affection typhoïde, tellement grave, qu'il ne doit sa vie qu'à l'habileté du médecin qui le soigna ; il est dans cet état depuis le mois de mars, époque à laquelle il entra en convalescence ; il existe probablement chez lui un léger épanchement séreux dans les enveloppes du cerveau ou de la moelle épinière qui est cause du commencement de paralysie qu'on observe. — Traitement : douches, bains tempérés, eau de Sainte-Marie pour boisson; à peine le malade a-t-il touché au remède qu'il se sent guérir de jour en jour; les douleurs le quittent, la force le gagne, la mémoire revient; il part des bains le 12 août dans un état satisfaisant.

32e Observation. — François L........, de la commune d'Ytrac (Cantal), âgé de 67 ans, guéri par nos bains, en 1836, d'un rhumatisme général, sent encore quelques douleurs vagues toutes les fois que le temps change; il vient chez Clavières pour cela. — Traitement : douches, bains tempérés, eau thermale en boisson; arrivé le 20 juillet, il part le 8 août sans avoir senti la moindre douleur tout le temps qu'il a resté aux bains.

33e Observation. — Mademoiselle Philipine B....., d'Aurillac (Cantal), tempérament sanguin, constitution bonne, bien réglée, était sujette à une névralgie axillaire depuis deux ans, à la suite d'un dépôt formé au creux de l'aisselle; elle avait déjà été soulagée par nos bains qui lui avaient rendu le mouvement et diminué les douleurs; elle revient cette année chez Verdier, parce qu'il lui reste encore une douleur depuis le creux de l'aisselle jusqu'au coude, elle peut agir, mais la fatigue augmente la souffrance; elle ne peut porter la main à la tête, l'articulation scapulo-humérale est raide, la douleur en borne le mouvement. — Traitement : douches, bains, eau thermale le matin et de Sainte-Marie dans la journée pour boisson; arrivée le 24 juillet, Philipine part le 12 août, portant le bras à la tête, ce qu'elle n'avait plus fait depuis son dépôt axillaire, elle ne sent plus de douleur.

34e Observation. — Madame T......., buraliste à Saint-Flour, constitution bonne, caractère irascible, âgée de 60 ans, atteinte depuis 3 ans d'un rhumatisme nerveux général, guérie une fois d'une entorse par nos bains, nous dit, en arrivant chez Verdier, qu'elle a des douleurs tantôt aux bras, tantôt aux jambes; le poignet gauche lui fait habituellement mal, il est raide par suite d'entorse ancienne, santé d'ailleurs bonne. — Traitement : douches, bains tempérés, cinq minutes d'étuve sèche, eau thermale en boisson; elle va de mieux en mieux tous les jours; elle me quitte en me disant qu'elle ne sent plus aucune douleur.

35e Observation. — François L......, de Murat (Cantal), tempérament lymphatico-sanguin, constitution bonne, sujet aux rhumatismes depuis une douzaine d'années, éprouve des douleurs ambulantes dans toutes les parties du corps, elles s'avivent en hiver pour disparaître presque en été; tous les hivers il devient impotent, atteint en même temps d'une hypertrophie du cœur, caractérisée par l'étendue et la force de ses battements, par des palpitations et par l'embarras de la respiration devenant plus difficile par le mouvement. — Traitement : bains tempérés, douches de même, eau thermale coupée, avec le sirop de la bellonye; les premiers jours les douleurs semblent s'aviver, mais elles cèdent ensuite pour disparaître; les battements de cœur s'apaisent aussi; le malade nous quitte après seize bains en me disant que sa santé s'est bien améliorée. La peau est toute couverte d'une éruption miliaire.

36e Observation. — D........., de Drugeac, près Mauriac, tempérament nerveux, constitution bonne, âgé de 55 ans, guéri l'an dernier par nos bains d'une sciatique qu'il avait gardée un an, éprouvait à cette époque une douleur tellement forte, depuis la fesse gauche jusqu'aux extremités des orteils, qu'il ne pouvait marcher; il revient cette année sans douleur, pour consolider la cure. — Traitement : douches, bains, quelques étuves sèches; il quitte cette fois la maison Clavières tel qu'il y était venu, sans douleur, tout content d'avoir connu nos eaux.

37e Observation. — Jean V....., de Thermes (Lozère), cultivateur, âgé de 34 ans, tempérament bilieux, constitution bonne, atteint depuis cinq mois d'une toux catarrhale, se rend chez Abrial, le 1er juillet, pour y prendre nos eaux, il tousse et crache beaucoup au moment où il arrive, la voix rauque se fait à peine entendre;

pour peu qu'il fatigue, il est de suite oppressé; il est sons appétit, la langue est saburrale, il a de la propension au sommeil, mais la toux l'empêche de dormir, il a maigri, son teint est basané, jaunâtre. — Traitement : eau thermale, coupée avec du lait, pour boisson, demi bain par jour; quinze jours après, la toux a diminué de moitié; l'appétit ne suivant pas le mouvement, nous prescrivons une bouteille d'eau de sedlitz; il s'en suit une purgation abondante; six jours après, la toux a disparu, l'appétit revient, toutes les autres fonctions rentrent dans l'ordre. Le malade nous quitte; un mois après je le rencontre, il était complètement rétabli.

38e Observation — Le curé de R...... (Cantal), constitution forte, guéri l'an dernier par nos bains, chez Clavières, d'un rhumatisme général qu'il avait gardé un an, me raconte, qu'après le premier bain, il peut s'habiller, ce qu'il n'avait pu faire depuis qu'il était malade; il partit de Chaudesaigues guéri, après avoir fait beaucoup d'autres remèdes inutiles; je ne reviens, me dit-il, que pour consolider la cure. Il prend la douche et le bain pendant quinze jours, il nous quitte ensuite tel qu'il était venu, toujours bien portant.

39e Observation. — Madame T........., de Valeujols (Cantal), paysanne, âgée de 51 ans, tempérament bilieux, constitution bonne, n'étant plus réglée depuis six ans, vivait habituellement dans un endroit humide. Après avoir gardé pendant douze ans une pleurodynie, elle fut prise d'une sciatique droite qui la faisait souffrir dans toute la partie postérieure de la cuisse et de la jambe jusqu'à la plante du pied, elle en guérit au bout d'un an à nos bains, après avoir fait beaucoup d'autres remèdes infructueux. Madame continuant d'affronter la cause qui l'avait rendue malade, ses douleurs se renouvelèrent l'hiver d'après avec moins d'intensité, mais en revanche le côté opposé s'affecta, de sorte qu'elle revient chez Verdier avec une double sciatique. — Traitement : douches, bains, étuves sèches, eau thermale en boisson. Arrivée le 25 juillet, elle nous quitte le 12 août en me disant qu'elle est guérie.

40e Observation. — Jeanne D....., de la commune

de Marmanhac (Cantal), âgée de 52 ans, n'étant plus réglée, tempérament sanguin, constitution bonne, atteinte de douleurs rhumatismales depuis 4 ans, se plaint, en arrivant chez Clavières, de douleurs aux deux hanches et tout autour de la partie supérieure des cuisses, elle se remue avec peine, elle se porte d'ailleurs assez bien. — Traitement : douches, bains, eau thermale en boisson ; arrivée le 26 juillet, elle nous quitte le 12 août en me disant que toutes ses douleurs ont disparu ; elle portait en arrivant une ophthalmie palpébrale chronique dont elle ne se plaignait pas ; elle a presque disparu quand elle nous quitte.

41e Observation. — M. D......, capitaine, adjudant-major de la garde nationale à Murat, âgé de 47 ans, fut guéri, il y a trois ans, par nos bains, de rhumatismes qu'il avait à la cuisse gauche et aux reins ; il laissa à cette époque les potences chez Clavières; après avoir beaucoup sué, il lui resta bien peu de douleur qui disparut l'an d'après ; revenu cette année à titre de reconnaissance, il se réjouit avec moi, à son arrivée comme à son départ, du bien qu'il a obtenu à nos thermes.

42e Observation. — M. le curé de Pussac (Cantal), constitution bonne, sujet depuis vingt ans à un rhumatisme nerveux, fut guéri une fois par nos bains ; l'affection reparaissant trois ans après, il fut encore soulagé par nos bains; mais ayant supporté cette fois pendant plusieurs heures une pluie d'orage, peu de temps après la prise de nos eaux, toute la médication fut perdue, les douleurs reparurent avec la même intensité ; il est revenu cette année, le 23 juillet, chez Verdier, se plaignant de douleur à toute la partie externe des deux cuisses avec un sentiment de froid qui, non seulement, occupe toute la partie souffrante, mais encore toute la jambe et le pied ; la santé est d'ailleurs assez bonne. — Traitement. douches, bains, étuves sèches, douches de vapeur, eau thermale pour boisson ; le malade sue tous les matins, il a la fièvre. Arrivé le 20 juillet, il nous quitte le 3 août; les douleurs ont disparu ainsi que le sentiment de froid et la faiblesse des extrémités inférieures.

43e Observation. — R..., de Bressoles, commune de Chaudesaigues (Cantal), cultivateur, âgé de 58 ans, tempérament sanguin, constitution bonne, sujet à une sciatique droite avec une névralgie axillaire gauche depuis trois ans, se rend chez Abrial, le 30 juillet, pour y prendre les bains; il se plaint de douleurs aux reins, à la hanche, à la cuisse et à la jambe droite; il marche avec peine, il porte un bâton; toute l'épaule et le bras gauche lui font tellement du mal qu'il se meut avec peine. — Traitement : douches, bains tempérés, étuves sèches, eau thermale en boisson; il nous quitte le 17 août sans douleur, n'ayant plus besoin de bâton et portant facilement le bras malade à la tête, ce qu'il n'avait pas fait de longtemps.

44e Observation. — M. R...., de Talizat (Cantal), constitution bonne, âgé de 40 ans, était atteint de douleur et raideur dans l'articulation du pied gauche avec la jambe; le genou du même côté était souffrant et raide aussi, par suite d'une fracture de la jambe, il nous dit, en arrivant chez Clavières, le 2 août, qu'il est dans cet état depuis trois mois, qu'il a commencé à se lever, et que depuis lors il n'a pu se traîner qu'avec les potences, il se porte d'ailleurs assez bien, et nous quitte le 17 du même mois, après avoir pris la douche et le bain tous les jours; il marche avec un bâton, en peu de jours il marchera comme avant l'accident.

45e Observation. — M. R........, curé à Ludro, près Agen, constitution forte, âgé de 45 ans, sujet à un rhumatisme avec œdème aux extrémités inférieures depuis trois ans, était en même temps sous l'influence d'un catarrhe des bronches depuis la même époque, caractérisé par une gêne de la respiration toutes les fois qu'il marchait, la voix était cassée, rauque. — Traitement : douches, bains, eau thermale en boisson; arrivé chez Clavières, le 25 juillet, il en part le 10 août dans une amélioration manifeste; la douleur, l'enflure des jambes ont disparu, la respiration est plus libre et la voix moins cassée.

46e Observation. — Marie-Jeanne S....., de Rioutourlet (Lozère), fille dévote, restant à Chaudesaigues depuis dix ans, tempérament lymphatique, constitution scrofuleuse, marche depuis huit ans sur une jambe de bois que je lui donnai alors après lui avoir coupé la sienne à cause de carie dans l'articulation tibio-astragaliène; depuis huit mois elle se plaint d'un lombago qui la fait horriblement souffrir et l'empêche de se courber en avant. Ayant déjà fait beaucoup de remèdes infructueux, je lui ordonne la douche, le bain, l'étuve sèche et nos eaux thermales en boisson; ces remèdes sont commencés chez Verdier, le 20 juillet; le 10 août elle est complètement guérie.

47e Observation. — Pierre O...., d'Auzers (Cantal), cultivateur, âgé de 35 ans, tempérament bilieux, constitution bonne, sujet à des catarrhes de poitrine depuis février dernier, se rend chez Abrial, pour y prendre les bains, le 1er août; il nous dit qu'il tousse souvent surtout le matin et le soir, il crache beaucoup; pour peu qu'il agisse, la respiration est de suite oppressée, il a ce qu'on appelle vulgairement l'haleine courte, les épaules lui font mal, la santé est d'apparence bonne, malgré un peu d'amaigrissement; il fut guéri, il y a trois ans, de la même affection, par nos eaux. — Traitement : bains tempérés, eau thermale, coupée avec du lait, pour boisson; il nous quitte le 15, débarrassé de sa toux et de son oppression.

48e Observation. — La femme B....., d'Espinasse (Cantal), paysanne, âgée de 48 ans, réglée encore, lymphatique, constitution bonne, est sujette à un rhumatisme goutteux qu'elle porte depuis 21 ans. Quand elle se rend chez Verdier, le 20 juillet, pour y prendre nos bains, elle se plaint de douleurs vives avec raideur dans toutes les articulations des membres; les poignets, les épaules, les genoux et les chevilles du pied présentent un gonflement strumeux considérable; elle a beaucoup maigri, elle peut à peine marcher ou se servir de ses mains, le sommeil est souvent interrompu, santé en apparence bonne. — Traitement : douches chaudes, étuves sèches, eau thermale en boisson. Elle nous quitte le 12 août couverte d'une éruption miliaire déterminée par nos eaux ; elle est moins souffrante, toutes les articulations ont perdu de leur volume, elles sont moins douloureuses, la malade marche avec bien plus d'aisance, les articulations du poignet les plus raides ont récupéré un mouvement bien sensible, les deux tiers du mal restent à Chaudesaigues : jusque-là rien n'avait pu la soulager.

49e Observation. — M. B......, curé du côté d'Aurillac (Cantal), âgé de 48 ans, tempérament sanguin, constitution bonne, sujet à un engourdissement des membres inférieurs, suite d'une apoplexie cérébrale qu'il eut il y a vingt ans, avait en même temps une gastrodynie depuis six mois, caractérisée par l'inappétence, la difficulté des digestions, la pesanteur, le gonflement et la chaleur dans l'organe gastrique ; il arrive chez Clavières, le 30 juillet. — Traitement : douches tempérées, eau thermale en boisson ; de jour en jour il sent ses jambes devenir plus fortes et plus libres, son appétit revient, les digestions se font mieux ; il nous quitte le 15 août, en me disant qu'il se trouve bien.

50e Observation. — P....., de Sandoulière, commune de Fridefon (Cantal), tempérament bilioso-sanguin, constitution forte, était guéri depuis trois ans par nos bains d'une pleurodynie qui le gênait beaucoup depuis quatre ans ; après beaucoup d'autres remèdes inutiles, il revient, cette année, le 1er août, chez Verdier, pour la même affection renouvelée depuis 15 jours par une sueur rentrée ; il se plaint d'une douleur vive à un côté, la respiration est gênée, toux sèche, inappétence. — Traitement : douches, bains, douches de vapeur, eau thermale en boisson ; il nous quitte le 12 complètement guéri.

51e Observation. — M. V......., de St-Flour (Cantal), âgé de 42 ans, constitution bonne, fut guéri l'an dernier par nos bains d'un rhumatisme qu'il avait aux deux bras. Il ne pouvait porter la main à la tête ; les bains avaient augmenté chez lui les douleurs ; celles-ci n'avaient disparu qu'après son départ. De retour, cette année, chez Verdier, pour consolider la cure, les trois et quatre premiers jours les douleurs le reprennent, mais elles cèdent et disparaissent ensuite avant son départ ; arrivé le 1er août, il nous quitte le 15.

52e Observation. — F....., de Marmanhac (Cantal), propriétaire, âgé de 68 ans, tempérament bilioso-sanguin, constitution forte, atteint depuis un an de coxalgie, par suite de contusion, se rend chez Clavières, le 2 août, il se plaint de raideur dans les deux articulations coxo-fémorales, les hanches, les reins lui font mal, il est très-gêné dans ses mouvements, il a besoin du secours d'un bâton pour marcher, les jambes sont faibles, santé d'ailleurs en apparence bonne. — Traitement : douches, bains tempérés, étuves sèches, eau thermale en boisson ; le 13 du mois, il se dit bien près de la guérison ; il nous quitte le 17 dans un état satisfaisant, il n'a plus besoin du bâton.

53e Observation. — Mlle P...., de St-Flour (Cantal), âgée de 22 ans, tempérament lymphatico-nerveux, soulagée l'an dernier par nos bains qui lui rendirent ses menstrues régulières, est depuis deux ans sous l'influence d'une cardialgie à la suite de quelques émotions plus ou moins vives; elle se plaint de douleurs à l'estomac, aux épaules, d'inappétence, n'ayant du goût que pour les crudités ; elle mange peu, la digestion est lente et pénible, santé en apparence bonne, sensibilité extrême ; la moindre impression lui occasionne des spasmes et des palpitations. — Traitement : bains tempérés d'une heure par jour, eau thermale coupée avec celle de Sainte-Marie et du sucre ; la malade se sent soulagée de jour en jour, elle nous quitte dans un état satisfaisant.

54e Observation. — M. B..., de Saint-Flour (Cantal), âgé de 35 ans, constitution très-bonne, est sujet à un rhumatisme goutteux depuis quatre à cinq ans ; il est soulagé l'an dernier par nos bains, il éprouve une recrudescence l'hiver suivant, à la suite de froid ; il revient, cette année, le 2 août, chez Clavières; il se plaint de douleurs dans toutes les articulations des membres, il ne peut porter les mains à la tête, et, pour monter, il est obligé de s'appuyer quelque part, santé d'ailleurs bonne.

- Traitement : douches, bains, étuves sèches; après le premier bain, il porte les mains à la tête, toutes les douleurs cèdent, le 5 il va beaucoup mieux, il peut monter les escaliers sans s'appuyer, il nous quitte guéri le 12 août.

55e Observation. — C....., de Neuvéglise (Cantal), âgé de 30 ans, atteint de douleurs rhumatismales à la jambe droite avec engourdissement, insensibilité à la peau du genou, par suite d'une longue incision qu'on y avait faite, se rend chez Clavières, le 25 juillet; il se plaint de douleurs au genou et à la cuisse droite : la peau, dit-il, qui recouvre cet article ou la crète du tibia, est insensible. — Traitement : douches, bains, eau thermale en boisson; il transpire beaucoup, il se sent mieux de jour en jour, et il nous quitte le 12 août parfaitement guéri.

56e Observation. — Le fermier de L..., commune de Chaudesaigues (Cantal), constitution bonne, se rend à Chaudesaigues, chez Verdier, pour y prendre les bains; il est atteint, depuis plusieurs années, d'un rhumatisme sur les parois abdominales, quelquefois, il se porte sur les intestins, les douleurs sont alors plus profondes, il y a même des coliques, le ventre se tend, se ballonne; apparence d'une bonne santé. — Traitement : douches, bains tempérés, étuves sèches, eau thermale en boisson; amélioration de jour en jour, le malade nous quitte le 16 août complètement guéri.

57e Observation. — Jean L....., propriétaire de la commune de Saint-Remis, près Salers (Cantal), âgé de 50 ans, tempérament bilieux, constitution bonne, atteint depuis six ans d'une coxalgie, se plaint de douleur sur toute la partie antérieure et interne de la cuisse et de la jambe droite; il peut à peine marcher, santé assez bonne. — Traitement : douches, bains tempérés, eau thermale en boisson, chez Verdier; le premier bain le soulage, il sue après les bains; arrivé le 5 août, il nous quitte le 19, en me disant : je suis guéri.

58e Observation. — Madame D...., de Vibrezac (Cantal), âgée de 50 ans, tempérament sanguin, constitution bonne, était sujette depuis deux ans à une double coxalgie, quand elle vint le 7 août au Moulin-du-Ban pour y prendre les bains. Ses douleurs sont la suite du contact souvent réitéré des eaux froides; elle se plaint de vives douleurs autour des deux articulations ilio-fémorales; elle peut à peine marcher et surtout elle ne peut pas lever les jambes en avant, elle est obligée de les traîner; les genoux lui font mal aussi, santé en apparence bonne. — Traitement : douches, bains, étuves sèches; le premier bain la soulage, elle sue beaucoup et nous quitte le 25 en se disant guérie, ayant déjà levé le pied jusqu'à la ceinture de son mari, tant elle était contente de pouvoir remuer ses jambes à son gré.

59e Observation. — Marie B...., de Polminhac (Cantal), fille de peine à Saint-Flour, âgée de 25 ans, tempérament lymphatico-sanguin, constitution bonne, fut guérie, il y a trois ans, chez Clavières, d'une sciatique droite avec lombago, occasionnés par une gibbosité qu'elle portait sur les deux dernières vertèbres lombaires; sa douleur se renouvela l'an dernier en levant un fardeau; elle sentit une douleur si vive sur la partie correspondant à la gibbosité, qu'elle ne peut s'empêcher de pousser un grand cri; depuis lors elle se plaint comme auparavant de douleurs aux reins, à la partie postérieure de la cuisse et de la jambe; elle est d'une sensibilité extrême. — Traitement : douches, bains, eau thermale en boisson; seize sangsues, posées le quatrième jour, soulagent la douleur, des crampes générales surviennent le lendemain pour disparaître trois jours après; la malade est alors mise à l'usage du bain seulement; les douleurs de reins et autres s'allégent de jour en jour; arrivée le 8 août chez Abrial, elle nous quitte le 27 sans douleur et guérie, les bains l'ont affaiblie, elle se marie deux mois après, la cure se maintient.

60e Observation. — Le citoyen G....., cultivateur, de Vedrines-Saint-Loup (Cantal), tempérament sanguin, constitution bonne, âgé de 37 ans, fut guéri l'an dernier par nos bains d'un lombago qu'il avait gardé un an; pouvant à peine marcher, il revient, cette année, chez Clavières, le 10 août, pour une arthralgie qu'il a depuis quelques mois aux articulations du pied avec la jambe, par suite d'une exposition à une pluie d'orage ; il se plaint de douleurs vives tantôt à l'articulation d'un pied, tantôt à celle de l'autre, santé bonne en apparence. — Traitement : douches, bains, étuves sèches, eau thermale en boisson ; le malade a la fièvre tous les matins, chaleur, malaise, agitation ; une abondante sueur amène ensuite le calme, éruption pustuleuse sur tout le corps ; le 14, les douleurs ne se font plus sentir ; il part le 23 toujours dans le même état et sans douleur.

61e Observation. — Marie M...., de Saint-Illide, (Cantal), âgée de 30 ans, tempérament bilieux, constitution moyenne, bien réglée, est sujette à des douleurs rhumatismales depuis deux ans ; quand elle se rend, le 11 août, chez Verdier, pour y prendre nos bains, elle se plaint de douleurs vagues aux genoux, aux hanches, aux pieds et dans diverses parties du corps, elle se porte d'ailleurs assez bien, elle a pourtant pâli et maigri, elle est gênée dans tous ses mouvements. — Traitement : bains, étuves sèches, eau thermale en boisson ; le 13, une éruption pustuleuse recouvre toute la peau, les douleurs ont beaucoup cédé ; le 16, elles ont disparu, il ne reste plus qu'un peu de raideur ; le 18, elle ne souffre plus ; le 26, elle nous quitte toute satisfaite de son voyage.

62e Observation. — Antoinette D...., de Vitrine, commune de Lacalm (Aveyron), âgée de 69 ans, tempérament bilieux, constitution bonne, fut soulagée l'an dernier par nos bains d'un prurigo qu'elle avait depuis six ans et d'une gastro-entérite concomitante ; elle revient, le 10 août, cette année, chez Abrial, pour les mêmes affections ; elle se plaint d'une grande difficulté dans ses digestions ; après le manger l'estomac lui fait mal, chaleur, aigreur ; quand les aliments quittent l'estomac, gonflement, ballonnement du ventre, et enfin elle a une grande démangeaison dans toutes les parties du corps avec éruption de petites pustules humides adossées les unes aux autres, se touchant presque partout ; toute sa peau est couverte de boutons semblables à ceux de la gale, avec des fissures dans plusieurs endroits, rougeur et douleur, grande démangeaison ; elle mange peu, elle dort peu, soif et constipation habituelle; elle a maigri. — Traitement. bains tempérés avec addition d'un peu de sulfure de potasse, eau thermale, coupée avec du lait, pour boisson, régime doux; le 12 septembre, la malade ne souffre plus, le prurigo a disparu, les digestions se font mieux, elle se nourrit mieux, elle dort, suppression du sulfure de potasse, bains tempérés un jour entre autre, même boisson. Antoinette D.... nous quitte en se disant guérie; le 28 septembre, son teint est devenu naturel, elle a repris de l'embonpoint, elle n'a plus de boutons à la peau.

63e Observation. — Mlle L. R......, de Saint-Flour (Cantal), ayant déjà perdu une sœur phthisique, âgée de 30 ans, tempérament lymphatique, constitution faible, rachitique avec gibbosité de la colonne dorsale, tousse depuis un an. Quand elle arrive à Chaudesaigues, elle n'a pas de douleurs; elle mange peu, elle est habituellement faible et languissante, elle dort peu, elle est très-sensible. — Traitement : bains tempérés, eau thermale en boisson, chez Verdier; arrivée dans le mois d'août, elle part douze jours après, débarrassée de sa toux; elle mange plus, dort mieux, elle est plus forte qu'à son arrivée. La malade, qui n'avait pris que trois bains et bu bien peu d'eau tous les jours, préférant aller aux offices divins, doit attribuer sa guérison en partie à notre climat qui est doux et tempéré, tel enfin qu'on le conseille journellement à tous ceux qui ont la poitrine faible ou malade.

64e Observation. — Catherine M......, de la commune de Talizac (Cantal), âgée de 52 ans, n'étant plus réglée depuis quatre ans, constitution bonne, sujette à des battements violents du cœur avec hypertrophie et à des douleurs rhumatismales depuis quatre ans, arrive chez Abrial, le 14 août; elle se plaint de douleurs errantes dans toutes les parties du corps, elle est obligée de s'appuyer sur des bâtons pour soutenir sa marche. — Traitement : douches, bains, eau thermale coupée avec le sirop de digitale; le 23, toutes les douleurs ont cédé, elle quitte les bâtons, les battements du cœur sont moins violents et tumultueux, elle a une petite diarrhée qui, dit-elle, la soulage de jour en jour; elle nous quitte le 3 septembre toute satisfaite de nos bains.

65e Observation. — Madame J...., propriétaire à Liouzargues (Cantal), âgée de 45 ans, n'étant plus réglée depuis un an, est atteinte depuis deux ans d'un rhumatisme goutteux, quand elle se rend chez Clavières, le 14 août; elle se plaint de douleurs à toutes les articulations des extrémités, celles-ci sont enflées, elle est gênée pour la marche, les genoux sont raides, elle porte difficilement les mains à la tête ou en arrière du tronc, elle se porte d'ailleurs assez bien. — Traitement : douches, bains, étuves sèches, eau thermale en boisson; les douleurs ont disparu le 19, elle sue beaucoup tous les matins; le 25, les douleurs n'ont pas reparu, les articulations sont souples, elle part le dernier du mois complètement guérie.

66e Observation. — Marguerite B........, fille de peine chez le vicaire, d'A...... (Lozère), atteinte depuis le 1er janvier d'un rhumatisme goutteux, à la suite de froid, se rend chez Clavières, le 15 août; elle se plaint de douleurs dans toutes les articulations, il y a en même temps enflure et raideur, elle est dans une sueur habituelle et abondante depuis qu'elle est malade, ses menstrues l'ont quittée depuis un an, la santé d'ailleurs est assez bonne. — Traitement : douches, bains tempérés, eau de Sainte-Marie; toutes les douleurs ont cédé le 23, la sueur va toujours, saignée de 500 grammes, continuation des autres moyens; elle nous quitte dans les premiers jours de septembre sans douleur, sans engorgement des articles, suant à peine et guérie.

67e Observation. — Mlle Marguerite V....., de Lastic (Cantal), agée de 10 ans, tempérament sanguin, constitution promettant beaucoup, est atteinte depuis un an d'ophthalmie avec une petite supuration venant du sac lacrymal et rougeur palpébrale; elle a en même temps des douleurs vagues et vives aux deux jambes, elle se porte d'ailleurs assez bien. — Traitement : douches sur les extrémités, bains, lavage de l'œil avec l'eau thermale à diverses reprises dans la journée; arrivée le 10 août, l'œil est déjà guéri le 20 ; les douleurs ont cédé ; Marguerite prend encore quelques bains, elle nous quitte ensuite dans un état satisfaisant ; peu de temps après, elle est complètement guérie ; la cicatrice du sac lacrymal a perdu la rougeur qu'elle avait à son départ.

68e OBSERVATION. — Antoinette L......., du Mur-de-Barrès (Aveyron), âgée de 29 ans, tempérament lymphatico-sanguin, constitution bonne, sujette depuis cinq ans à une affection hystérique, à la suite de suppression des menstrues qui n'ont pas reparu depuis, se rend chez Clavières, le 1er juillet ; elle est trop malade à son arrivée pour subir le traitement qu'elle vient faire, elle a le ventre tendu, ballonné, développé comme celui d'une femme près d'accoucher, au point qu'on l'a crue longtemps enceinte, il est en même temps sensible, endolori ; elle est habituellement constipée, les urines sont rares, elle a même une rétention complète d'urine pendant trois jours de suite en arrivant, inappétence, le manger la fatigue, elle le vomit même souvent, elle vomit aussi souvent du sang ; elle a de temps en temps des spasmes violents dans la poitrine, il semble qu'elle va étouffer; dans ces moments elle éprouve un sentiment de strangulation qui lui gonfle le cou, elle ne peut rien avaler, tout le système partage bientôt l'état convulsif; la malade tomberait si elle était debout ; la détente suit bientôt, elle est alors abattue, sa figure est bouffie, violacée, elle n'a pourtant pas maigri, car elle a de l'embonpoint, mais on voit que l'ensemble de sa constitution est tellement souffrant qu'il faut obtenir une amélioration prompte ou bien mourir. Admise à l'hospice, elle est soumise à un traitement actif, saignée de 500 grammes tous les deux jours, tisane d'ortie blanche, eau fraîche pour boisson, bouillon froid pour toute nourriture, vésicatoire aux deux cuisses ; le dixième jour le sang ne reparait plus, le ventre est moins tendu et moins sensible, il ne reste que de la douleur à l'estomac, l'appétit, le sommeil reviennent ; elle n'a eu qu'une crise hystérique ; elle est renvoyée le 15, après trois bains seulement, ses ressources ne lui permettant pas de rester davantage ; sixième saignée à son départ avec prescription de revenir à la saignée à son arrivée, celle-ci ou le repos pouvant à eux seuls finir de la rétablir. La saignée ayant été refusée chez elle, elle revient huit jours après très-fatiguée et vivement contrariée à son arrivée, elle ne peut entrer à l'hospice et se trouve sans argent ; son état l'exaspère tellement que les spasmes hystériques devinrent habituels et journaliers ; elle revomit le sang, l'estomac lui donne des douleurs insupportables, les matières alimentaires sont rejetées de nouveau par le vomissement, le ventre même se météorise de nouveau, rétention d'urine encore, saignée tous les jours pendant six jours consécutifs; le septième jour tout rentre dans l'ordre; la malade est faible, elle commence à se nourrir, trois jours après nouvelle saignée, à cause d'une douleur aux reins; quatre jours après, nouvelle saignée, à cause d'une douleur survenue à l'estomac; enfin, le 15 août, elle se plaint de malaise, d'insomnie, bains tempérés d'une heure par jour; le troisième bain fait paraître les menstrues, le surlendemain elles se suppriment pour reparaître dans un autre bain; l'état de la malade s'améliore de jour en jour; elle nous quitte à la fin du mois, les bains ont fini de la rétablir et ont rappelé chez elle les menstrues. La cure tiendra, pourvu qu'elle se fasse saigner de temps en temps.

69e Observation. — M. Chaumel G.., de Farges, commune de Saint-Christophe (Cantal), âgé de 48 ans, tempérament bilieux, constitution bonne, était atteint de douleurs rhumatismales depuis douze ans, quand il se rend chez Clavières; il a des douleurs vagues dans tous les membres, l'estomac lui fait souvent mal aussi, il se porte d'ailleurs assez bien. — Traitement : douches, bains, étuves sèches, les douleurs augmentent les premiers jours; le 28, elles ne se font plus sentir ; le malade part à la fin du mois sans douleur, guéri.

70e Observation. — M......, propriétaire, de Fraix, commune d'Anglards, âgé de 66 ans, tempérament bilieux, sanguin, constitution bonne, est sujet au rhumatisme depuis quinze ans, quand il se rend chez Clavières pour y prendre les bains, après avoir été soulagé dans le temps par les bains d'Aix; il se plaint de douleurs aux épaules, aux bras, il se porte d'ailleurs assez bien. — Traitement . douches, bains, eau thermale en boisson :

le 27, il va mieux; il n'a plus senti ses douleurs tout le temps qu'il a resté aux bains; il nous quitte le dernier du mois toujours sans douleurs.

71e Observation. — Le frère M......., de Saint-Flour (Cantal), âgé de 19 ans, tempérament sanguin, constitution bonne, était sujet depuis deux ans à une double sciatique, quand il se rend chez Verdier, le 19 août; il se plaint en arrivant de douleurs aux deux hanches, aux cuisses, aux jambes et aux pieds; la marche est très-gênée, il se porte d'ailleurs assez bien. — Traitement : douches, bains, étuves sèches, eau thermale en boisson; il nous quitte le 2 septembre, en me disant qu'il ne sent plus de douleurs.

72e Observation. — C......., de la Mourache, commune de Fridefonds (Cantal), âgé de 66 ans, tempérament sanguin, constitution bonne, atteint depuis quinze ans d'un rhumatisme articulaire, se rend au Moulin-du-Ban; il se plaint de douleurs dans toutes les articulations. — Traitement : douches, étuves sèches, eau thermale en boisson; il sue beaucoup; le 21, il commence à mieux aller; il nous quitte, le 5 septembre, en me disant qu'il ne sent plus aucune douleur.

73e Observation. — M. de S....., de Marmanhac (Cantal), âgé de 76 ans, tempérament bilieux, sanguin, constitution forte et d'un bon port encore, se rend chez Verdier, le 10 août; il se plaint en arrivant de douleur à un genou, il l'a depuis un mois, la marche est très-gênée, il n'y a pourtant pas d'enflure. — Traitement : douches, bains, il nous quitte quinze jours après avec un surcroît de douleur. Au moment où j'écris, j'apprends par M. de Vinzac, receveur de l'enregistrement à Chaudesaigues, et son ami, qu'il n'eut pas quitté les bains que ses douleurs cédèrent pour disparaître bientôt sans aucun autre remède.

74e Observation. — Marie A....., de Pierre-Fiche, commune d'Oradour (Cantal), âgée de 52 ans, constitution bonne, était sujette à des rhumatismes depuis vingt ans. Elle se rend au Moulin-du-Ban, se plaint en arrivant de douleurs au bras gauche, à la cuisse et à la jambe du même côté, tout le côté gauche du tronc lui fait mal aussi, santé d'ailleurs assez bonne. — Traitement : douches, bains, étuves sèches, eau thermale en boisson ; arrivée le 20 août, le 25 elle va déjà mieux, elle est plus libre dans ses mouvements; elle nous quitte dans les premiers jours de septembre, elle ne sent plus aucune douleur.

75e Observation. — Marguerite L......, d'Ussac (Cantal), sujette à un rhumatisme général depuis vingt ans, se rend chez Clavières; déjà soulagée l'an d'auparavant par nos eaux qui lui avaient rendu l'usage de tous ses membres, elle éprouve aujourd'hui encore des douleurs erratiques, santé bonne. — Traitement : douches, bains, étuves sèches, eau thermale en boisson : elle sue beaucoup et nous quitte le 6 septembre sans douleurs.

76e Observation. — Madame T......, d'Espinasse (Cantal), âgée de 73 ans, tempérament lymphatique, constitution bonne, était sujette depuis dix ans à une ophthalmie palpébrale, quand elle se rend chez Abrial, à cause d'un engourdissement habituel des jambes où elle a souvent la crampe, santé d'ailleurs assez bonne. — Traitement : douches sur les jambes, bains tempérés, eau thermale en boisson ; le 29 août, l'ophthalmie a disparu, la crampe est moins commune, bains, étuves sèches seulement ; elle sue beaucoup de la tête ; arrivée le 20 août, elle nous quitte guérie le 8 septembre ; l'ophthalmie ne parait plus, les paupières ne sont plus rouges, enflées, œdématiées comme à son arrivée ; les jambes sont libres.

77e Observation. — M. R......, percepteur à Valeujols (Cantal), âgé de 47 ans, sujet depuis 5 ans à une sciatique gauche devenue plus intense, cette année, par suite d'exposition à l'humidité, se plaint, chez Verdier, le 25 août, de vives douleurs dans toute la partie postérieure de la cuisse et de la jambe gauche ; il lui faut le secours d'un bâton pour marcher, santé d'ailleurs bonne. — Traitement : douches, bains, étuves sèches, eau thermale en boisson ; il sue beaucoup, son état s'améliore de jour en jour, il abandonne le bâton et nous quitte le 12 septembre ne sentant plus que de loin en loin quelques bien légères étincelles de douleur.

78e Observation. — Jean C....., de la commune de Cronce (Puy-de-Dôme), âgé de 30 ans, avait un rhumatisme au genou gauche depuis un an, quand il se rend aux bains le 1er septembre ; il se plaint de douleur, de raideur et de faiblesse au genou, le bras du même côté lui fait mal aussi. — Traitement : bains, étuves sèches, eau thermale en boisson ; il va de mieux en mieux tous les jours ; il nous quitte le 18 n'ayant plus qu'un peu de faiblesse au genou.

79e Observation. — Baptiste A....., de Chaudesaigues (Cantal), âgé de 55 ans, sujet à une sciatique depuis six ans, guérie à diverses reprises par nos bains, mais renouvelée tous les hivers par le contact des eaux froides auxquelles il est exposé par sa profession de tanneur, commence nos bains au Moulin-du-Ban le 21 août ; il se plaint d'une douleur s'étendant depuis la fesse gauche jusqu'à la plante du pied, il boite parfois, il ne fait son ouvrage qu'à demi, santé assez bonne. — Traitement : douches, bains, étuves sèches, eau thermale en boisson ; il quitte les bains le 15 complétement guéri ; trois mois après il n'a pas encore senti de douleur.

80e Observation. — Madame M....., d'Aubar, paroisse de Saint-Bazyre, près Brioude (Haute-Loire), âgée de 36 ans, fut guérie l'an dernier par nos bains d'une sciatique qu'elle avait gardée six mois sans pouvoir marcher ; dans quinze jours elle put quitter le lit ; elle marcha avant de partir de Chaudesaigues, les chaleurs d'été finirent ensuite de la guérir ; elle revient, cette année, chez Verdier, le 2 septembre, pour un prurigo qu'elle éprouve depuis quelque temps aux jambes. Traitement : bains tempérés, eau de Sainte-Marie pour boisson. Elle part, le 19, sans douleur et sans démangeaison, ni boutons à la peau.

81e Observation. — Le fermier de B...., commune

de Chaudesaigues (Cantal), âgé de 66 ans, était sujet à un rhumatisme depuis six mois, à la suite d'une chute, quand il se rend chez Clavières, le 15 août; il se plaint en arrivant de douleurs sur toutes les parties latérales du cou; il y a chez lui torticolis, santé d'ailleurs bonne. — Traitement: douches, bains, étuves sèches; le malade nous quitte le 30, sans douleur et portant bien sa tête; il est guéri.

82e Observation. — Jean R......, de Chaliers, près Ruines (Cantal), agé de 24 ans, avait depuis un an la cuisse droite sous l'influence d'un rhumatisme, quand il se rendit, le 15 septembre, chez Clavières; il se plaint en arrivant de douleur depuis le genou jusqu'à l'articulation ilio-fémorale; il peut à peine marcher, il se porte d'ailleurs assez bien. — Traitement: bains, étuves sèches, eau thermale en boisson; le 20, la douleur a cédé, bains, étuves sèches seulement; le dernier du mois il parle de partir, complétement débarrassé de sa douleur.

83e Observation. — Antoinette D..., de Cezens, en Planèze (Cantal), agée de 35 ans, tempérament sanguin, constitution bonne, sujette à un lombago depuis sept ans, se plaint en arrivant chez Abrial, le 10 septembre, de douleurs depuis la hanche gauche jusqu'à l'épaule du même côté, elle ne peut se courber. — Traitement: douches, bains, étuves sèches, eau thermale en boisson; le 13, ses douleurs ont cédé, elle nous quitte guérie vers la fin du mois, elle se courbe à volonté et sans souffrir.

84e Observation. — A...., propriétaire de Paulhac, en Planèze (Cantal), agé de 55 ans, tempérament bilieux, constitution bonne, était sujet depuis quinze ans à un rhumatisme nerveux, quand il se rendit, le 15 septembre, chez Abrial, pour y prendre nos bains; il se plaint de douleurs aux reins, à la jambe et à la cuisse gauche où il a souvent la crampe; la jambe opposée lui fait mal aussi depuis un coup reçu il y a deux mois, de sorte qu'il peut à peine marcher, il boite. — Traitement: douches, bains, eau thermale en boisson; le malade sue beaucoup, il nous quitte guéri le dernier du mois.

85ᵉ Observation. — Pierre V......, scieur de long, de Chaudesaigues (Cantal), âgé de 38 ans, sujet à une pleurodynie depuis huit mois, se plaint de douleur au côté gauche, il est gêné pour respirer dans la marche et surtout par le travail. — Traitement : bains tempérés, douches, eau thermale en boisson; les trois premiers bains le soulagent, il sue beaucoup, dans quinze jours il est débarrassé de sa douleur.

86ᵉ Observation. — Jean O...., de Ruines (Cantal), âgé de 69 ans, constitution bonne, est sujet depuis cinq ans à un lombago avec sciatique gauche, douleurs intolérables aux reins, à la cuisse et à la jambe ; il ne marche qu'avec le secours du bâton. - Traitement : douches, bains, étuves sèches; il part au bout de douze jours, après avoir abandonné le baton, sentant à peine quelques restes de douleur ; il a pris les bains en septembre chez Abrial.

87ᵉ Observation. — R....., de Sainte-Marie (Cantal), âgé de 68 ans, tempérament sanguin, constitution bonne, sujet depuis huit ans à un lombago, se rend chez Abrial, le 15 août; il se plaint en arrivant de douleurs depuis la partie postérieure du cou jusqu'à la partie inférieure des reins, les épaules lui font mal, il est gêné dans la marche et surtout pour se courber. — Traitement : douches, bains, étuves sèches, eau thermale en boisson ; cinq jours après les douleurs ont cédé, il sue beaucoup et il nous quitte guéri dans les premiers jours d'octobre.

88ᵉ Observation. — G....., de La Garde, commune de Lieutadès (Cantal), âgé de 31 ans, était sujet à une pleurodynie avec douleurs de même nature aux extrémités inférieures, par suite de transpiration arrêtée, quand il se rendit chez Abrial, une douleur vive sur le côté gauche de la poitrine le gêne pour respirer, tousser et marcher ; la douleur des jambes le gène aussi beaucoup dans la marche ; les digestions sont pénibles. — Traitement : bains tempérés, eau thermale coupée avec celle de Sainte-Marie pour boisson ; les douleurs cèdent de jour en jour, il nous quitte guéri dans les premiers jours d'octobre.

89e OBSERVATION. — A......, de l'Hermet, commune de Lieutadès (Cantal), âgé de 55 ans, tempérament bilieux, constitution bonne, sujet depuis un an à une gastrodynie bilieuse, se plaint de lassitudes, d'inappétence, d'insomnie; sa bouche est habituellement pâteuse, sa langue saburrale, chargée, blanche; depuis six mois il ne prend pas un quart de sa nourriture habituelle; pour peu d'aliments qu'il prenne, son ventre se tend, se ballonne; la boisson fait une partie de sa nourriture. — Traitement, commencé chez Abrial vers la fin septembre: bains tempérés, eau thermale en boisson, purgatif le quatrième et le huitième jour; amélioration sensible le neuvième jour, la cure est faite le quinzième.

90e OBSERVATION. — P........, de Bécus (Lozère), âgé de 28 ans, constitution bonne, sujet depuis quatre mois à un carthrite, se rend chez Abrial, le 1er octobre; il se plaint de douleurs dans toutes ses articulations, il marche à peine. — Traitement: douches, bains, étuves sèches, eau thermale en boisson; déjà le 8 ses douleurs ont cédé, il sue beaucoup; le 15, il est guéri.

91e OBSERVATION. — Elisabeth V........, de Prat-Viel, commune de Chaudesaigues (Cantal), âgée de 18 ans, à peine réglée depuis deux ans, le sang ne faisant que paraître tous les mois, tempérament lymphatico-sanguin, constitution en apparence bonne, perdit une sœur par suite de pneumonie tuberculeuse, atteinte elle-même depuis huit mois de la même maladie; elle tousse beaucoup; elle a craché le sang à deux reprises; tout son corps est plein de douleurs; elle est sans appétit et sans sommeil; elle se rend, le 3 octobre, chez Abrial, pour y prendre nos eaux et nos bains. Voici son état actuel: toux sèche, accompagnée de quelques crachats clairs, pituiteux, ressemblant à de la salive écumeuse, goût salé à la bouche, respiration gênée, oppressée pour peu qu'elle agisse, douleur et chaleur dans le haut de la poitrine entre les épaules surtout; elle est toute dégoûtée, sans appétit, altérée, désirant boire froid; elle a souvent des bouffées de chaleur, accompagnées d'un rouge vermeil sur les pommettes; elle dort peu; elle sue beaucoup toutes les nuits surtout quand elle dort; elle a maigri, elle est triste et languissante ; elle est d'une sensibilité extrême ; la moindre des choses la contrarie et la rend de mauvaise humeur ; tout en elle annonce la phthisie au début ; il n'y avait pas quinze jours qu'elle avait craché du sang en abondance. — Traitement : bains tempérés tous les jours, eau thermale coupée avec du lait ; dès les premiers jours la toux se calme, tous les jours elle diminue ; le huitième jour elle a des coliques et la diarrhée ; sa toux diminue de plus en plus, elle ne tousse plus qu'une ou deux fois par jour ; elle dort, elle est calme, l'appétit seulement reste en arrière; continuation des bains, tisane de lin et de tête de pavot sucrée, coupée avec l'eau thermale, pour boisson ; elle nous quitte le 17 dans une amélioration tellement sensible, qu'on ne dirait plus que c'est la même personne ; les coliques et la diarrhée ont disparu, ainsi que la petite fièvre qu'elle avait en venant aux bains ; la figure reprend un peu de la vivacité qui appartient à son âge, l'appétit revient, et sans autres remèdes qu'une tasse de lait venant du pis de la vache, prise tous les matins, elle se rétablit, elle se porte même encore assez bien aujourd'hui, cinq mois après qu'elle nous a quitté.

Je terminerais ici et n'ajouterais pas cette page, si ce n'était un devoir de se défendre, quand on est attaqué. Toutefois, je l'écris à regret, car l'esprit de critique n'entre pas dans mon caractère ; je répugne surtout à me mettre en scène, et, assurément, je me soumettrais au rôle de victime passive et résignée, si je ne croyais manquer aux intérêts de la science et à ma propre dignité.

Dans un opuscule que M. Teilhard, de Murat, a eu la fantaisie de produire sur notre source, ce médecin, fort susceptible à l'*endroit du style*, trouve le mien au-dessous de mon grade, suranné, trivial, etc. Nous répondons à ce premier chef que le style ne fait pas le praticien, que de grands médecins s'en sont montrés peu jaloux, que la vérité ne vit pas d'ornements, et qu'une découverte, fût-elle annoncée encore aujourd'hui dans le langage d'Ambroise paré, ne serait ni moins utile, ni moins bien accueillie. A propos de maladies, on peut dire toujours avec le grand fabuliste : « *Otes-moi du danger, tu feras après ta harangue* (1). »

M. Teilhard est scandalisé de ce que nous traitons la vérole par nos bains ; qu'il cesse ses alarmes, il peut s'assurer que, cette année encore, comme précédemment, comme toujours, nous avons observé sous l'influence de nos eaux des guérisons de syphilis constitutionnelle et dégénérée chez des individus épuisés et appauvris par des traitements nombreux. La faiblesse n'exclut pas rigoureusement ce moyen qui, dans ces circonstances, est presque le seul efficace ; il partage cet avantage avec ses sudorifiques connus depuis si longtemps. Quand la vérole, réfractaire aux moyens ordinaires, continue à creuser la tombe de sa victime prête à tomber, c'est un crime d'abandonner le malade à son sort, nos bains peuvent encore devenir un ancre de salut. L'insuccès que notre confrère signale ne prouve rien contre des réussites ; un fait ne peut pas détruire un autre fait. Y a-t-il du reste un seul spécifique qui guérisse constamment une

---

(1) A cette occasion, nous devons avouer qu'orphelin très-jeune et abandonné à nos propres inspirations, nous quittâmes le collége sans avoir terminé notre cours; ce qui ne nous empêcha pas de devenir élève de l'école pratique dans six mois, prosecteur-adjoint au bout de seize, membre de la société chirurgicale d'émulation au bout de trois ans, et, si M. Teilhard voulait se donner la peine de consulter les archives de la glorieuse école de Montpellier, il y trouverait, *malgré le style*, de nos observations qui ont été trouvées dignes d'y être déposées.

seule maladie ? Je regrette avec M. Teilhard que la théorie ne donne pas toujours bien franchement la clef de la thérapeutique ; j'ai aussi un faible pour le dogmatisme et, comme lui, une rancune contre l'empirisme, sans cependant vouloir me brouiller avec lui, ni répudier pour cela ce que l'art a de plus efficace, le quinquina, le mercure par exemple, etc., parce qu'il vaut mieux encore guérir sans règles que tuer par méthode. M. Teilhard trouve naturel de penser qu'un homme qui se meurt de vérole consulte pendant cinq ans 22 médecins, et ne fasse rien ; qu'il ne trouve pas si mauvais que, tout aussi naturellement que lui, nous pensions le contraire. Point de salivation, s'écrie M. Teilhard, point de saturation mercurielle ! Et le confrère devrait savoir cependant que le ptyalisme est toujours inutile à la cure et souvent dangereux au malade ; il devrait savoir aussi que la salivation qu'il invoque n'est pas la seule preuve de saturation ; l'état scorbutique que nous avons signalé, en est une autre bien plus irréfragable. Quoi donc ! M. Teilhard ignorerait qu'on ne doit jamais abuser à ce point du *liquide métallique* (comme il l'appelle) ni le boire à *longs traits* (comme il le dit), afin de ne pas parler bêtement comme tout le monde et pour faire un peu d'aristocratie au moins dans le style, sa marotte favorite. Cependant, ajoute M. Teilhard, le succès couronna notre témérité ; c'est très-vrai, excellent confrère, *tu dixisti*, et si témérité il pouvait y avoir, nous désirerions encore, de toute notre âme, être toujours téméraire à ce prix.

Pour en finir avec cette digression qui s'élargirait par trop, nous terminons en invitant notre confrère à user un peu plus de cette bienveillance qui sied si bien et qui doit faire le lien de communs efforts vers le même but ;

plus généreux que lui, non seulement nous lui pardonnons cette bourrasque aussi inattendue qu'imméritée, mais nous le félicitons d'avoir voulu attirer, sur une source trop peu connue, l'attention dont elle est si digne, et loin de combattre ses observations, nous leur laissons tout leur mérite, dans l'intérêt de nos eaux. Nous ne professons pas pour les travaux d'autrui la méfiance et le scepticisme de M. Teilhard, on ne va pas loin quand on doute de tout, nous avons foi dans la probité médicale des honorables confrères et laissons à la tourbe immonde des charlatans de toute espèce le triste privilége de ne savoir rien, de ne respecter rien et d'abuser de tout.

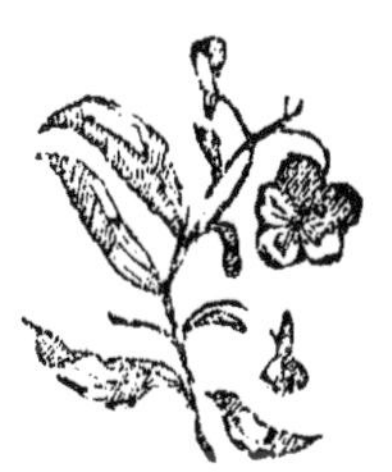

www.ingramcontent.com/pod-product-compliance
Ingram Content Group UK Ltd.
Pitfield, Milton Keynes, MK11 3LW, UK
UKHW021036180726
13838UKWH00004B/1828

9 782329 427188